BEI GRIN MACHT SICH IHR WISSEN BEZAHLT

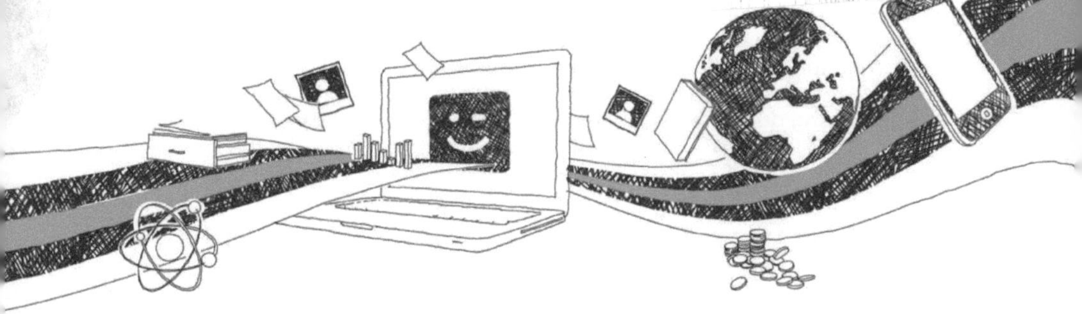

Bibliografische Information der Deutschen Nationalbibliothek:

Die Deutsche Bibliothek verzeichnet diese Publikation in der Deutschen National-
bibliografie; detaillierte bibliografische Daten sind im Internet über http://dnb.d-
nb.de/ abrufbar.

Impressum:

Copyright © 2020 GRIN Verlag
Druck und Bindung: Books on Demand GmbH, Norderstedt Germany
ISBN: 9783346255815

Dieses Buch bei GRIN:

https://www.grin.com/document/934275

Johannes Storch

Das Krankheitsbild der Demenz

Klassifizierung, Ursachen und Therapie

GRIN Verlag

GRIN - Your knowledge has value

Der GRIN Verlag publiziert seit 1998 wissenschaftliche Arbeiten von Studenten, Hochschullehrern und anderen Akademikern als eBook und gedrucktes Buch. Die Verlagswebsite www.grin.com ist die ideale Plattform zur Veröffentlichung von Hausarbeiten, Abschlussarbeiten, wissenschaftlichen Aufsätzen, Dissertationen und Fachbüchern.

Besuchen Sie uns im Internet:

http://www.grin.com/

http://www.facebook.com/grincom

http://www.twitter.com/grin_com

Biologische Psychologie und medizinische Grundlagen

Alzheimer-Demenz

Johannes Storch

Inhaltsverzeichnis

Abkürzungsverzeichnis

ADL-Training: activities of daily living
ICD 10:   Die International Statistical Classification of Diseases and
                 Related Health Problems
MMST: Mini-Mental-Status-Test
MMSE: Mini-Mental-State-Examination
EKG: Elektrokardiogramm
PET: Positronen-Emissions-Tomographie
RKI: Robert-Koch-Institut
BIZA-D: Berliner Inventar zur Angehörigenbelastung-Demenz

Abbildungsverzeichnis

1. Einleitung

Die Ausgangssituation stellt sich für den behandelten Arzt wie folgt dar: Die Ehefrau eines 72-jährigen Rentners berichtet, dass sich der Zustand ihres Mannes, den sie in die Klinik mitgebracht hat, seit zweieinhalb Jahren stetig verschlechtert: er verlegt ständig seine Autoschlüssel, hält Termine nicht ein, und ist oft erkennbar verwirrt. Die Namen von Freunden und Bekannten fallen ihm nicht mehr ein. Im Sommerurlaub hat er nicht mehr ins Hotel zurückgefunden und man fand ihn später in einem anderen Hotel sitzend. Die anschliessende körperliche Untersuchung zeigt keine Auffälligkeiten.

Aufgrund des fortgeschrittenen Alters des Rentners und der Fremdanamnese der Ehefrau liegt in diesem Fall wahrscheinlich eine Alzheimer Demenz Typ 1 mit spätem Beginn vor. Die Alzheimer Demenz und die vaskuläre Demenz sind die häufigsten Formen der Demenz. Aufgrund des späten Beginnes, der Patient zeigt Symptome erst seit dem 70. Lebensjahr, dem Ausbleiben von körperlichen Symptomen, wie Hemiplegie (halbseitige Lähmung, die auf einen Schlaganfall schließen lässt) und da ferner weder Alkoholabusus, eine Stoffwechselerkrankung oder eine Mangelernährung beschrieben werden, kann von einer Alzheimer-Demenz ausgegangen werden.

1.1 Zielsetzung

Nach einer Einführung in das Krankheitsbild der Demenz mit ihren verschiedenen Formen und Risikofaktoren werden Diagnoseformen der Krankheit durch Eigen- und Fremdanamnese vorgestellt, sowie apparative diagnostische Verfahren aufgezeigt. Im Anschluss werden Behandlungsmöglichkeiten dementer Menschen, in Abhängigkeit des Schweregrades ihrer Erkrankung, vorgestellt. Danach wird das weitere Vorgehen in der Klinik besprochen, um andere Erkrankungen sicher auszuschließen. Zum Schluss der Arbeit werden einige Empfehlungen im Umgang mit dementen Menschen in der häuslichen Pflege gegeben, um als pflegender Angehöriger optimal auf die Herausforderungen vorbereitet zu sein.

2. Krankheitsbild Demenz

2.1 Definition der Demenz

Die Weltgesundheitsorganisation (WHO) definiert Demenz in „Dementia: Public Health Priority" (2012) folgendermaßen: „Dementia is a syndrome due to disease of the brain – usually of a chronic or progressive nature – in which there is disturbance of multiple higher cortical functions, including memory, thinking, orientation, comprehension, calculation, learning capacity, language, and judgement. Consciousness is not clouded. The impairments of cognitive function are commonly accompanied, and occasionally preceded, by deterioration in emotional control, social behaviour, or motivation. This syndrome occurs in a large number of conditions primarily or secondarily affecting the brain" (WHO 2012, S.7).

Die ICD 10 Kodierung für die Alzheimer Demenz ist der Schlüssel F00.1. Die Symptome beginnen bei diesem Krankheitsbild „ab dem 65. Lebensjahr, meist in den späten 70er Jahren oder danach, mit langsamer Progredienz und mit Gedächtnisstörungen als Hauptmerkmal" (ICD 10 2020, S.156). Demenz wird auch im ICD 10 als Syndrom einer erworbenen, chronischen und progressiv verlaufenden Erkrankung der Hirnleistung, die zur Beeinträchtigung multipler höherer kortikaler Gehirnfunktionen führt, beschrieben. Beeinträchtigt sind die Gedächtnisleistung, die Denkfunktionen, die Orientierungsfähigkeit, die Fähigkeit zu kalkulieren, die Lernkapazität, die Urteilsfähigkeit, die Sprach- und Kommunikationsfähigkeit sowie die Fähigkeiten zur Lösung von Alltagsproblemen (vgl. Sepandj 2015, S.4).

Demenzerkrankungen werden in primäre und sekundäre Demenzen unterschieden.

2.1.1 Primäre Demenz

Primäre Demenzen werden in Demenzen vom Alzheimer Typ (DAT) und Multi-Infarkt-Demenzen (MID) unterschieden. Demenzerkrankungen nehmen mit fortschreitendem Alter zu, so sind in der Gruppe der 65-70-Jährigen weltweit ca. 2-3% demenzkrank, bei den 85-Jährigen sind es mehr als 25%. Bei 60% der senilen Demenzen wird angenommen, dass eine Alzheimer-Demenz vorliegt (vgl. Popp 2006, S. 22).

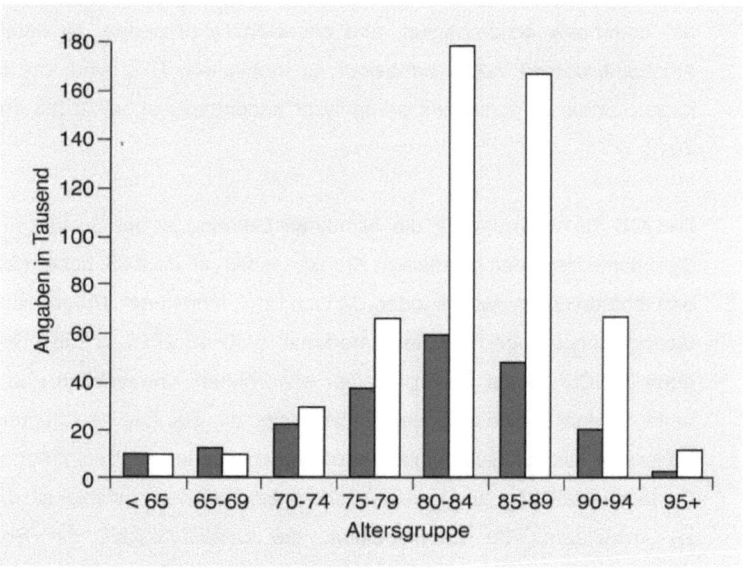

Abb. 1: Häufigkeit der Demenzen im Alter
Quelle: Förstl 2009, S. 6

Eine Ursache für Alzheimer-Demenz ist die quantitative Abnahme der kortikalen Synapsen. Höhere kognitive Leistungen werden durch hochkomplexe kortikortale Verschaltungen der Nervenzellen im Gehirn möglich. Diese Verschaltungen sind bei Alzheimer-Demenz gestört. Zwar findet dieser Vorgang der Reduktion von kortikaler Synapsendichte auch bei einer gesunden Alterung des Gehirns statt, die kortikale Synapsenzahl von Alzheimer-Dementen liegt jedoch 25-50% unter der Synapsenanzahl von gleichaltrigen gesunden Vergleichspersonen (vgl. Berger 1999, S. 272-273). Ein Merkmal der Alzheimer-

Demenz sind pathologische Ablagerungen von Proteinen an den Nervenfasern im Gehirn. Beta-Amyloid-Peptide bilden eine extrazelluläre Plaque, Neurofibrillen bilden intrazelluläre Ablagerungen. Diese Proteinablagerungen können zur Degeneration von Nervenzellen führen, insbesondere im Hippocampus, im Temporallappen und im basalen Vorderhirn, was sich klinisch in Gedächtnisstörungen, visuell-räumlicher Störung und Benennungsstörung bemerkbar macht (vgl. Lieb et al. 2016, S. 129).

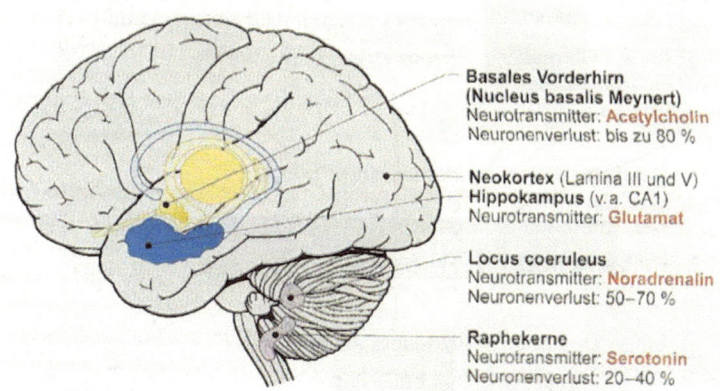

Abb. 2: bei Alzheimer-Demenz betroffene Neurotransmittersysteme

Quelle: Lieb et al. 2016, S.130

Nervenzellen besitzen die Fähigkeit der Plastizität, d.h. sie können bei verstärkter Benutzung vorhandene Synapsen stabilisieren und neue Synapsen ausbilden. Diese Plastizität ist bei Alzheimer-Dementen nicht mehr vorhanden, es werden keine neuen Synapsen mehr aufgebaut, sondern nur noch reduziert. Durch den Verlust von Synapsen entsteht ein kortikortales Diskonnektionssyndrom, das mit EEG-Untersuchungen nachgewiesen werden kann (vgl. Berger 1999, S. 272-273).

2.1.2 Sekundäre Demenz

Sekundäre Demenzerkrankungen sind Folgen anderer organischer Erkrankungen und können in verschiedene Gruppen eingeteilt werden:

- Chronische Intoxikation, z.B. durch Sedativa oder Alkoholabusus. Bei langer Anwendung kommt es zu einer allgemeinen Hirnleistungsschwäche und zur Apathie.
- Demenzzustände bei inneren Krankheiten wie Nebenniereninsuffizienz, Vitaminmangel oder Schilddrüsenerkrankungen.
- Chronische, sich langsam entwickelnde intrakranielle Raumforderungen bei Hirntumoren oder Schädel-Hirn-Traumata (vgl. Popp 2006, S. 27).

2.2 Klassifizierung der Demenz im ICD 10

Die International Statistical Classification of Diseases and Related Health Problems (ICD 10) unterscheidet in folgende Demenzformen:

F00: Demenz bei Alzheimer´scher Erkrankung:

F00.0 mit frühem Beginn

F00.1 mit spätem Beginn

F00.2 atypisch oder gemischte Form

F00.9 nicht näher bezeichnet

F01 Vaskuläre Demenz

F01.0 mit akutem Beginn

F01.1 Multiinfarktdemenz

F01.2 subkortikal vaskulär

F01.3 gemischt vaskulär

F01.4 andere

F01.5 nicht näher bezeichnete

F02 Demenz bei anderorts klassifizierten Krankheiten

F02.0 Demenz bei Pick-Krankheit

F02.1 Demenz bei Creutzfeld-Jakob-Krankheit

F02.2	Demenz bei Chorea-Huntington
F02.3	Demenz bei Parkinson-Syndrom
F02.4	Demenz bei HIV-Krankheit
F02.8	Demenz bei anderorts klassifizierten Krankheiten

F03   Nicht näher bezeichnete Demenz

Besondere Merkmale einiger Demenzformen sind:

- Die Alzheimer Krankheit ist eine degenerative Erkrankung des Gehirns unbekannter Ätiologie, deren Beginn schon lange vor Auftreten der ersten Symptome angenommen wird. Sie beginnt für gewöhnlich kaum merklich und schreitet über einige Jahre langsam fort. Das Kurzzeitgedächtnis ist zuerst betroffen.
- Cerebrovaskuläre Erkrankungen sind das Ergebnis von mehreren Gehirninfarkten und Schlaganfällen. Typische Merkmale zu Beginn sind beeinträchtigte Exekutivfunktionen (Handlungsplanung) und verlangsamte kognitive Leistungen.
- Die Demenz bei Morbus Pick zeigt sich durch eine frühe, langsam fortschreitende Persönlichkeitsveränderung und dem Verlust sozialer Fähigkeiten. Bei dieser Demenzform ist primär die Handlungsplanung beeinträchtigt, und Verhaltensauffälligkeiten treten vor den kognitiven Störungen auf.
- Die Parkinson-Demenz entwickelt sich bei Patienten und Patientinnen mit fortgeschrittener, gewöhnlich schwerer Parkinson-Erkrankung (vgl. Sepandj 2015, S.5-6).

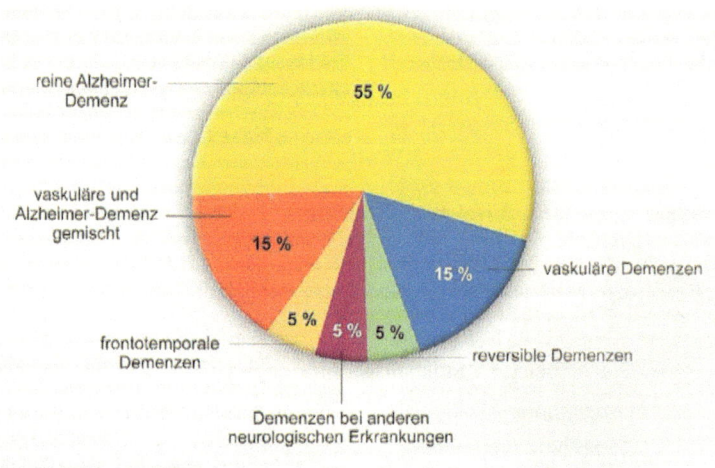

reine Alzheimer-Demenz 55 %

vaskuläre und Alzheimer-Demenz gemischt 15 %

15 % — vaskuläre Demenzen

5 % 5 % 5 %

frontotemporale Demenzen

reversible Demenzen

Demenzen bei anderen neurologischen Erkrankungen

Abb. 3: Prozentuale Häufigkeit verschiedener Demenzformen

Quelle: Lieb et al. 2016, S. 12

2.3 Symptome und Verlauf

Im Verlauf einer Demenzerkrankung kommt es zu Störungen der Kognition, des Erlebens, des Verhaltens und der Alltagsfertigkeiten, verbunden mit einer Störung des Kurzzeitgedächtnisses und der Merkfähigkeit. Da sich eine Demenzerkrankung fortschreitend verschlechtert, werden verschiedene Schweregrade unterschieden. Das häufigste Verfahren, um die Schweregrade zu unterscheiden, ist die Untersuchung mit dem Mini-Mental-Status-Test (MMST) oder Mini-Mental-State-Examination (MMSE) (Folstein et al. 1975) (im Anhang). Im Test werden zeitliche und örtliche Orientierung, Merkfähigkeit, Aufmerksamkeit, Konzentration, Benennen, Sprachverständnis und Visiokonstruktion abgefragt (vgl. Sepandj 2015, S.6-7).

Leichte Demenz: MMSE – 21 bis 26 Punkte

Vergesslichkeit, Verlegen, Suchen

Zeitliche und örtliche Orientierungsprobleme

Problem bei komplexeren Aufgaben

Verleugnen oder nicht Realisieren von Defiziten

Mittelschwere Demenz:	MMSE – 12 bis 20 Punkte
	Desorientierung Zeit und Ort
	Beeinträchtigung des Langzeitgedächtnisses
	Probleme bei der Auswahl von Kleidung
	Vermehrte Störungen des Erlebens und Verhaltens
Schwere Demenz:	MMSE – 0 bis 11 Punkte
	Lückenhafte Erinnerung an die Vergangenheit
	Verkennen nahestehender Personen
	Ankleiden ohne Hilfe nicht mehr möglich
	Verlust des Sprechvermögens
	Massive Persönlichkeitsveränderung
	Harn- und Stuhlinkontinenz

Der Verlauf einer Demenz ist nicht nur abhängig von der Demenzform (Alzheimer, vaskuläre Demenz, Demenz aufgrund von anderen Krankheiten), sondern auch von äußeren Umständen. Hierzu zählen körperliche Erkrankungen, Überforderung, Unterforderung, Einsamkeit, Depression, soziale Isolation, fehlende Tagesstruktur, unerwartete Ereignisse, Stress, Krankenhausaufenthalte und das Verlassen der gewohnten Umgebung (vgl. Sepandj 2015, S.7).

2.4 Anamnese und Diagnostik

Der MMST kann angewendet werden, solange der Patient noch in der Lage ist Fragen zu beantworten oder die Testanforderungen zu erfüllen. Ist er dazu nicht mehr fähig, kann es sinnvoll sein die Angehörigen zu befragen. Hierfür bietet sich die „Nurses' Observation Scale for Geriatric Patients" (NOSGER II) (Spiegel et al. 1991) (im Anhang). Hier werden Fragen zu den Fähigkeiten des Patienten gestellt, die aus der Beobachtung heraus beantwortet werden können.

Neben Eigen- und Fremdanamnese können weitere diagnostische Verfahren zum Einsatz kommen:

- Internistische Untersuchung: Kardiovaskuläre Risikofaktoren die auf eine vaskuläre Ursache der Demenz hinweisen können langjährige Hypertonie, eine bestehende arterielle Verschlußkrankheit, eine kardiovaskuläre Insuffizienz oder ein Diabetes mellitus sein.

- Neurologische Untersuchung: Die primären Sinnesleistungen müssen überprüft werden, um Schwerhörigkeit oder Einbußen der Sehkraft als dementielle Symptomatik auszuschließen.

- Psychiatrische Untersuchung: Eine depressive Pseudodemenz von einer Demenz abzugrenzen kann sehr schwierig sein. Schizophrene Psychosen oder isolierte Wahnerkrankungen zählen auch zur Differentialdiagnose einer Demenz.

- EKG: Die Untersuchung mit dem EKG kann Hinweise auf eine koronare Herzkrankheit als Zeichen einer Tendenz zu vaskulären Erkrankungen geben.

- Morphologische Bildgebung: Durch bildgebende Untersuchungen des Gehirns können vaskuläre Läsionen oder Tumore erkannt werden.

- PET: Mit der Positronen-Emissions-Tomographie kann die synaptische Aktivität im Gehirn anhand des Glukoseverbrauchs aufgezeigt werden, nachdem die Glukose mit einem entsprechenden Tacer angereichert wurde (vgl. Berger 1999, S. 280-284).

- Laborchemische Untersuchungen: Zu untersuchen sind Verdacht auf Borreliose, HIV, Tuberkulose, Blutkörperchen Senkungsgeschwindigkeit, Vitamin B12- und Folatmangel, Thiaminmangel, Hypo-Hyperparathyreoidismus, chronische Hypoglykämie, Drogen, Alkohol, Schwermetallintoxination (vgl. Förstl 2009, S. 278-279).

- Psychopathologische Untersuchung: Kleidung und Auftreten, Stimmung, Affekt, Kommunikation, Wahrnehmungsstörungen, Antrieb, Persönlichkeitsakzentuierung (vgl. Wallesch/Förstl 2012, S. 131).

2.5 Ursachen, Risiko- und Schutzfaktoren

Die Ursachen von Demenzerkrankungen sind sehr unterschiedlich und hängen von der jeweiligen Erkrankungsform ab. Primäre Demenzerkrankungen, wie die Alzheimer-Demenz, entstehen durch die direkte Schädigung der Gehirnzellen, sekundäre Demenzen sind die Folgen von anderen organischen Erkrankungen. Wodurch die krankhaften Veränderungen im Gehirn ausgelöst werden, ist bis heute nicht vollständig geklärt, allerdings werden verschiedene Risikofaktoren diskutiert, die als krankheitsbegünstigend und risikoerhöhend angenommen werden. Hierbei gilt es zwischen vermeidbaren und nicht vermeidbaren Risikofaktoren (genetische Disposition, erhöhtes Lebensalter) zu unterscheiden. Nach einer Studie von Norton et al. 2014, sind sieben Risikofaktoren für 28,2% bis 49,4% der weltweiten Alzheimererkrankungen mit verursachend. Mit Interventionen im richtigen Präventionsalter könnten diese Risiken um 10% gesenkt werden und die Prävalenz der Alzheimer-Krankheit im Jahr 2050 weltweit um 8,3% senken (vgl. Norton et al. 2014). Die sieben Risikofaktoren sind:

- Diabetes mellitus (zwischen dem 20. – 79. Lebensjahr)
- Hypertonie (systolisch > 160mmHG)
- Übergewicht (BMI > 30)
- mangelnde körperliche Aktivität (weniger als 20 min Bewegung an drei oder mehr Tagen / Woche)
- Depression (diagnostizierte, schwere Depression)
- Rauchen
- niedriger Bildungsstand (Schule < 8 Jahre) (vgl. Pertl 2015, S. 9-10)

Eine gesunde und ausgewogene Ernährung kann Alzheimer-Erkrankungen vorbeugen, das zeigen zumindest einige Studien, wie die von Daviglus et al. (2011) auf. So kann regelmäßige Aufnahme von Omega-3-Fettsäuren das Risiko von kognitivem Verfall reduzieren. Die Studie zeigt auch, dass Rauchen das Risiko einer Alzheimer-Erkrankung ebenso erhöht, wie hoher Blutdruck und Depression (vgl. Daviglus et al. 2011, S. 178). Mangelnde Bewegung ist nach einer Studie von Norton et al. (2014) bei 21% der Amerikaner und 20,3% der

Europäer Grund für eine Alzheimer-Erkrankung, geringe Bildung weltweit mit 19,1% (vgl. Norton et al. 2014, Abstract).

Die Ergebnisse der Studien zeigen, dass jeder Mensch durch ausgewogene Ernährung und eine gesunde Lebensführung sowie regelmäßige Bewegung sein Risiko an einer Alzheimer-Demenz zu erkranken, minimieren kann. Der vom Robert-Koch-Institut (RKI) 2015 veröffentlichte Bericht über die Gesundheit in Deutschland weist auf die assoziierten Risikofaktoren im Gesundheitsverhalten hin. So können eine ausgewogene Ernährung und ausreichend Bewegung dazu beitragen, Übergewicht, Fettstoffwechselstörungen und Bluthochdruck verhindern, sowie das Risiko für Herz-Kreislauferkrankungen verringern. Rauchen ist die führende Ursache von vorzeitiger Sterblichkeit (29% der Männer und 20,3% der Frauen rauchten 2013 in Deutschland) (vgl. RKI 2015. S. 3-4). Auf die Bildung kann jede Person spätestens im Erwachsenenalter aktiv Einfluss nehmen und durch intellektuell herausfordernde Aktivitäten ihr Risiko, an Alzheimer-Demenz zu erkranken, deutlich senken.

2.6 Therapien

Bei den Therapieansätzen von Demenzerkrankungen sind Nicht-pharmakologische und pharmakologische Therapien zu unterscheiden.

2.6.1 Nicht-pharmakologische Therapien

Zu den Nicht-medikamentösen Therapien gehören kognitive Interventionen, Bewegung, Ergotherapie, Multikomponenten-Interventionen, Ernährung, Musiktherapie, sowie Aktivierungskonzepte, Erinnerungsarbeit und Elektro-Akupunktur.

- Bei kognitiven Interventionen zeigen sich durch gezieltes kognitives Training kurzfristige, leichte Verbesserungen der kognitiven Funktionen. Dadurch findet eine bessere Teilhabe an täglichen Aktivitäten, sowie eine Verbesserung der Stimmungslage und der Lebensqualität statt.
- Bewegungsinterventionen zeigen ebenfalls Verbesserungen der kognitiven Funktion und der Aktivität im Alltag.

- Ergotherapie, wie Funktions- und Fertigkeitstraining, zeigen einen schwachen positiven Effekt auf die Aktivitäten des täglichen Lebens.
- Multikomponenten-Interventionen wie kognitive Stimulation, Erinnerungsarbeit, Bewegung und ADL-Training, zeigen positive Effekte auf die Kognition und die täglichen Aktivitäten.
- Durch eine ausgewogene Ernährung soll der Krankheitsverlauf stabilisiert, bzw. verlangsamt, die kognitive Leistungsfähigkeit aufrechterhalten sowie problematische Verhaltensweisen vermindert werden (vgl. Fröschl et al. 2015, S. 14-18).

2.6.2 Pharmakologische Therapien

Mit der pharmakologischen Therapie werden einerseits die Kernsymptomatiken der Demenz, wie kognitive Störungen und die Beeinträchtigungen der Alltagstätigkeiten behandelt und bei Bedarf die psychischen und Verhaltenssymptome, wie Depression, Wahn, Halluzinationen oder Apathie. Zur Behandlung der Kernsymptome werden Antidementiva wie Acetylcholinesterase-Hemmer und der nichtkompetitive NMDA-Antagonist Memantin eingesetzt. Das Acetylcholin sorgt im Gehirn für eine gute Orientierung und Konzentration. Es wird jedoch bei Alzheimererkrankten nur noch in vermindert Mengen produziert. Bei einem frühen Stadium der Erkrankungen kann durch Acetylcholinesterase-Hemmer der Abbau von Acetylcholin verlangsamt werden. Ist die Krankheit bereits weiter fortgeschritten, ist eine Behandlung mit Memantin sinnvoll. Es beeinflusst den Glutamatspiegel im Gehirn. Glutamat ist der wichtigste Botenstoff im Gehirn und unverzichtbar für Lernen und Gedächtnis. Ein zu hoher Glutamatspiegel schädigt jedoch die Nervenzellen und sie sterben teilweise ab. Der Wirkstoff Memantin verhindert diese Schädigung und hilft so, Lernfähigkeit und Gedächtnisleistungen länger aufrechtzuerhalten (vgl. Deuschl 2016, S. 49-59).

Bei psychischen und Verhaltenssymptomen werden Antipsychotika und Antidepressiva eingesetzt. Wenn die Diagnose Alzheimer feststeht, stellt sich bei vielen Betroffenen eine reaktive Depression ein. Aber auch der Verlust der Nervenzellen selbst kann Ursache für depressive Stimmungen sein. Weil es im Gehirn aufgrund der Erkrankung an den Boten-stoffen Serotonin und Noradrenalin mangelt, fühlen sich die Erkrankten oft mut- und antriebslos. Antidepressiva wirken dem entgegen. Manche Demenzkranke zeigen aggressives Verhalten und leiden unter Sinnestäuschungen oder Verfolgungswahn. Antipsychotika unterdrücken diese Symptome, indem sie das dafür verantwortliche Dopamin hemmen. Allerdings sind Antipsychotika bei Demenzkranken besonders risikoreich. Deshalb sollten sie nur zum Einsatz kommen, wenn alle anderen Möglichkeiten ausgeschöpft sind (vgl. Deuschl 2016, S. 74-79).

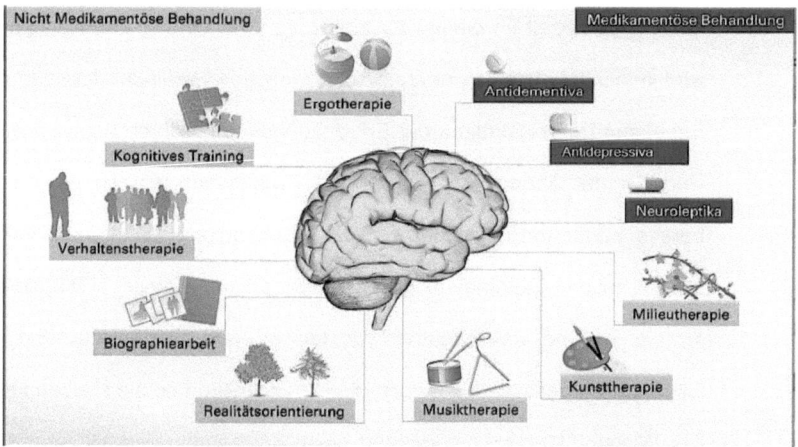

Abb. 4: verschiedene Therapieformen bei Demenz
Quelle: Wegweiser Demenz, BMFSFJ

3. Betreuung durch Angehörige

Viele Demenzerkrankte werden von ihren Angehörigen gepflegt, was häufig zu Einschränkungen im sozialen und Freizeitverhalten der Betreuenden führt. Weiterhin fühlen sich viele der betreuenden Angehörigen psychisch und physisch überfordert und haben in der Folge schwere Gesundheitsprobleme. Die Belastungen haben verschiedene Ursachen. So kann es für die Ehepartner sehr belastend sein, wenn die Beziehung zu dem Demenzerkrankten, aufgrund krankheitsbedingter Defizite, verlorengeht. Belastungen entstehen durch kognitive, affektive und Verhaltenssymptome von Alzheimer-Dementen, z.B. wegen dem gestörten Schlaf-Wach-Rhythmus und der Apathie tagsüber. Angehörige leiden aber, bedingt durch die schwierige Betreuung selbst unter Depressionen (22%) oder Angststörungen (25%) (vgl. Forstmeier/Roth 2018, S. 86-87). Weitere Belastungen sind:

- Hohe zeitliche Inanspruchnahme
- Hilflosigkeit, Unsicherheiten und Angst in verschiedenen Pflegesituationen
- Fehlendes Fachwissen für die Behandlungspflege
- Persönlichkeitsveränderung und Verhalten des Patienten
- Veränderung der persönlichen Lebenssituation
- Erlebte Unveränderbarkeit der Situation (vgl. Harm/Hoschek 2015, S. 57-58).

Nach einer Umfrage der Kompetenzstelle Demenz, Caritas St. Pölten (2013), sehen Angehörige Entlastung durch:

- Tägliche Unterstützung durch Hauskrankenpflege
- Tageweise Entlastung durch Fachpersonal
- Tagesbetreuung in einem nahen Pflegeheim
- Regelmäßige Treffen mit anderen pflegenden Angehörigen
- Regelmäßige Gespräche mit einer Fachkraft
- Informationsabende durch Fachkräfte
- Urlaub von der Pflege machen können (vgl. Harm/Hoschek 2015, S. 58).

Eine Möglichkeit der Erfassung pflegebezogener Anforderungen und psychosozialer Beeinträchtigungen von pflegenden Angehörigen, bietet der BIZA-D (Berliner Inventar zur Angehörigenbelastung-Demenz). Mit ihm werden primäre Stressoren, die aus den Aufgaben und Anforderungen bestehen, die direkt aus der Erkrankung resultieren, und den sekundären Stressoren, wie Konflikte zwischen persönlichen Bedürfnissen und den Pflegeanforderungen, Rollenüberlastung und Einsamkeit.

4. Weiteres Vorgehen im vorgestellten Fall

Die Diagnose Demenz kann sowohl für den Betroffenen, wie auch für die Angehörigen eine große Belastung sein. Deshalb sollte eine hohe diagnostische Sicherheit vorliegen, bevor die Diagnose Alzheimer-Demenz gestellt wird. Da eine Vielzahl von Erkrankungen zu dem klinischen Syndrom Demenz führen können, sind körperliche und neurologische Untersuchungen unabdingbar. Zu Beginn können Eigenanamnese des Patienten durch den MMST und eine Fremdanamnese durch die Angehörigen mit dem NOSGER II erhoben werden. Dadurch erlangt der Arzt eine erste Quantifizierung der kognitiven Leistungseinbußen. Im Anschluss sollte eine laborchemische Untersuchung veranlasst werden, die Blutbild, Elektrolytgehalt, Nüchtern-Blutzucker, Blutsenkung und Vitaminmangel überprüft. Bildgebende Verfahren können dabei helfen, Gehirntumore oder ein subdurales Hämatom als mögliche Ursache einer Demenz auszuschließen. Ein Amyloid-PET kann ein Vorliegen von Alzheimer-Demenz typischen Plaques mit einer großen Genauigkeit aufzeigen und somit ein wichtiges Indiz auf diese Form der Erkrankung sein.

Sind diese Untersuchungen abgeschlossen und die Diagnose Alzheimer-Demenz hat sich bestätigt, können Patient und Angehörige informiert werden. Als behandelnder Arzt würde ich bei diesem Gespräch einen Psychologen oder eine andere Fachperson hinzuziehen, um sowohl Patient, als auch den/die Angehörigen über die Belastungen, die mit dieser Erkrankung einhergehen und den Möglichkeiten und Maßnahmen, mit dieser Erkrankung besser zu leben, aufzuklären. Für den Patienten sind das Informationen über Medikamente, die den Verlauf der Krankheit verlangsamen und die psychischen und

Verhaltenssymptome mindern können. Auch die Empfehlung auf Ernährung, Bewegung und geistige Tätigkeit zu achten, kann dem Patienten das Gefühl geben, selbst etwas gegen die Erkrankung tun zu können. Ebenso kann der Hinweis auf die vielfältigen Nicht-medikamentöse Therapiemöglichkeiten, hilfreich sein. Angehörige, die eine Pflege zu Hause anstreben, sollten über die zahlreichen Unterstützungsmöglichkeiten und Versorgungsangebote informiert werden. Auch die Belastungen, die sie über die Zeit der Pflege erfahren werden, müssen angesprochen werden. Hier kann es sinnvoll sein, den Besuch einer Selbsthilfegruppe anzustoßen, um sich über seine Probleme, Ängste und Unsicherheiten auszutauschen. Auch eine rechtliche Beratung über Vorsorgevollmacht, Patientenverfügung und eine Vertretungsbefugnis nächster Angehöriger, müssen angesprochen werden. Alzheimer-Demenz ist eine langsam fortschreitende Krankheit, die für beide Parteien sehr belastend ist.

5. Diskussion

Es gibt eine Vielzahl von Krankheiten, die mit den typischen Symptomen einer Demenz einhergehen. Deshalb ist es unabdingbar, alle in Frage kommenden Erkrankungen auszuschließen, bevor die Diagnose Demenz gestellt und kommuniziert wird. Denn sie gilt bis heute als unheilbar und stellt somit einen großen Einschnitt in das Leben der Betroffenen und ihrer Angehörigen dar. Begleitend zu der Diagnose sollten Maßnahmen und Anlaufstellen genannt werden, um das Leben mit dieser Diagnose zu verbessern.

Laut einer Prognose der Deutschen Alzheimer Gesellschaft könnte die Anzahl der Menschen über 65 mit Demenz in Deutschland bis 2060 auf 2.91 Millionen steigen. Die häufigste Ursache einer Demenz ist die Alzheimer-Krankheit (vgl. Deutsche Alzheimer Gesellschaft 2020, S. 1-7). Mit diesem Wissen ist es sinnvoll, die Bevölkerung frühzeitig über das Risiko, an einer Alzheimer-Demenz zu erkranken, aufzuklären und auf präventive Maßnahmen wie Ernährung, Bewegung, Nichtrauchen und kognitive Aktivität hinzuweisen. Es ist klar, dass ein statistischer Zusammenhang zwischen einem Risikofaktor und dem Auftreten einer Erkrankung kein Nachweis für eine ursächliche Beziehung ist. Deshalb bedarf es weiterer Durchführungen von randomisierten Interventionsstudien, um zu überprüfen, ob das Verändern eines Risikofaktors wirklich zu einem geringeren Auftreten von Demenzerkrankungen führt. Jedoch können diese gesundheitsförderlichen Verhaltensweisen auch ohne wissenschaftliche Notwendigkeit in das Leben der meisten Menschen integriert werden, sowohl bevor sie an Alzheimer-Demenz erkranken, als auch wenn sie daran bereits erkrankt sind. Möglicherweise wäre das Wissen, wie man das Risiko einer Alzheimer-Demenz im Alter erheblich verringern kann, für junge Menschen Motivation genug, um ihre Lebensgewohnheiten entsprechend anzupassen.

6. Literaturverzeichnis

Berger M.: Psychiatrie und Psychotherapie. Urban & Schwarzenberg. München-Wien-Baltimore 1999

BIZA-D (Berliner Inventar zur Angehörigenbelastung-Demenz)

Daviglus, M. L., Plassman, B. L., Pirzada, A., Bell, C. C., Bowen, P. E., Burke, J. R., Connolly, E. S., Jr., Dunbar-Jacob, J. M., Granieri, E. C., McGarry, K., Patel, D., Trevisan, M., Williams, J. W., Jr.: Risk factors and preventive interventions for Alzheimer disease: state of the science. In: Archives of Neurology 68/9:1185-1190 (2011)

Deutsche Alzheimer Gesellschaft e.V. Selbsthilfe Demenz. Informationsblatt 1. Berlin 2020

Deutschl G., Jessen F., Maier W., Spottke A.: Demenzen. Leitlinien für Diagnostik und Therapie in der Neurologie. Aktualisierung 2016. Deutsche Gesellschaft für Psychiatrie, Psychotherapie und Nervenheilkunde (DGPPN) & Deutsche Gesellschaft für Neurologie (DGN).

Förstl H.: Demenzen in Theorie und Praxis. 2., aktualisierte und erweiterte Auflage. Springer Medizin Verlag. Heidelberg 2009

Folstein, M. F., Folstein, S. E., McHugh, P.R.: "Mini-mental state": a practical method for grading the cognitive state of patients for the clinician. In: Journal of psychiatric research 12/3:189-198 (1975)

Forstmeier S., Roth T.: Kognitiver Verhaltenstherapie für Patienten mit leichter Alzheimer-Demenz und ihre Angehörigen. Springer-Verlag. Heidelberg 2018

Fröschl, B., Antony, K., Pertl, D., Schneider, P.: Nichtmedikamentöse Prävention und Therapie bei leichter und mittelschwerer Alzheimer-Demenz und gemischter Demenz. Systematische Übersichtsarbeit, Gesundheit Österreich GmbH (2015)

Harm A., Hoschek M.: Krankheitsbild Demenz. In: Höfler Sabine, Bengough Theresa, Winkler Petra, Griebler Robert (Hrsg.): Österreichischer Demenzbericht 2014. Wien: Bundesministerium für Gesundheit und Sozialministerium 2015.

ICD-10-GM, Version 2020, Systematisches Verzeichnis. Deutsches Institut für Medizinische Dokumentation. Köln 2019

Lieb K., Frauenknecht S., Brunnhuber S.: Intensivkurs Psychiatrie und Psychotherapie. 8. Auflage. Urban & Fischer. München 2016

Norton, S., Matthews, F., Barnes, D., Yaff, K., Brayne, C.: Potential for primary prevention of Alzheimer's disease: an analysis of population-based data. In: Lancet Neurol 2014/13:788-794 (2014)

Pertl, D.: Krankheitsbild Demenz. In: Höfler Sabine, Bengough Theresa, Winkler Petra, Griebler Robert (Hrsg.): Österreichischer Demenzbericht 2014. Wien: Bundesministerium für Gesundheit und Sozialministerium 2015.

RKI: Gesundheit in Deutschland 2015. Zusammenfassung. abgerufen 20.07.20
http://www.gbe-bund.de/pdf/Zusammenfassung_GB_2015.pdf
Popp I.: Pflege dementer Menschen. 3., überarbeitet und erweiterte Auflage. Kohlhammer GmbH. Stuttgart 2006

Sepandj A.: Krankheitsbild Demenz. In: Höfler Sabine, Bengough Theresa, Winkler Petra, Griebler Robert (Hrsg.): Österreichischer Demenzbericht 2014. Wien: Bundesministerium für Gesundheit und Sozialministerium 2015.

Spiegel R., Brunner C., Ermini-Fünfschilling D., et al.: A new behavioral assessment scale for geriatric out- and in-patients: the NOSGER (Nurses' Observation Scale for Geriatric Patients). J Am Geriatr Soc. 1991;39(4):339-347. doi:10.1111/j.1532-5415.1991.tb02897.x

Wallesch, C.-W. Förstl, H.: Demenzen. 2., aktualisierte und überarbeitete Auflage. Georg Thieme Verlag. Stuttgart - New York 2012

Wegweiser Demenz. Bundesministerium für Familie, Senioren, Frauen und Jugend (BMFSFJ). abgerufen am 20. 07. 2020

WHO: Dementia. A public health priority. 2012

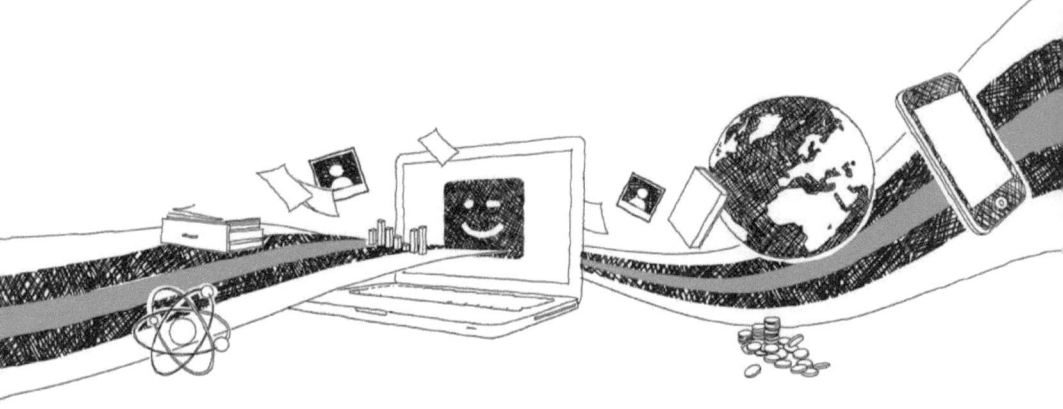